www.ingramcontent.com/pod-product-compliance
Lightning Source LLC
Chambersburg PA
CBHW071038240526
45469CB00006BD/2258
* 9 7 8 1 7 2 9 6 2 9 1 9 2 *